DISSERTATION APOLOGETIQUE

Des Remedes mis au jour par Mademoiselle DE REZE', pour la Goute, Rhumatismes, Sciatique, les Dartres vives, les Maux de Dents, &c.

Où l'on voit la Réponse aux Objections qui ont été faites, ce que c'est que lesdits Remedes, comment ils agissent, & la maniere de s'en servir trés-ample & trés-exacte.

Par Mademoiselle DE REZE'.

Le prix est de 8. sols.

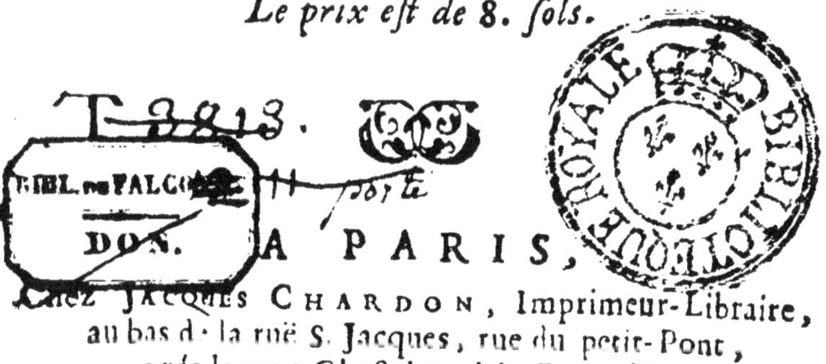

A PARIS,
Chez JACQUES CHARDON, Imprimeur-Libraire, au bas de la ruë S. Jacques, rue du petit-Pont, prés le petit Chastelet, à la Croix d'or.

M. DCCXIX.
Avec Approbation & Privilege du Roy.

DISSERTATION APOLOGETIQUE,

Des Remedes mis au jour par Mademoiſelle de Rézé, pour la Goute, Rhumatiſmes, Sciatique, les Dartres vives, les Maux de dents, &c.

Où l'on voit la Réponſe aux Objections qui y ont été faites, ce que c'eſt que leſdits Remedes, comment ils agiſſent, & la maniere de s'en ſervir trés-ample & trés exacte.

ES REMEDES ont produit tant de bons effets depuis pluſieurs années, qu'il ſeroit inutile d'en faire l'Apologie, ſi le grand nombre d'autres Remedes qui ont paru depuis quelques tems n'avoit ſi fort offuſqué les yeux du Public, qu'il ne diſtingue plus les miens qu'avec peine.

Je ſuis perſuadée même que ma maniere de vivre y a fort contribuée; toûjours renfermée dans ma Chambre ſans chercher à me produire, je me ſuis contentée d'annoncer mes Remedes par des affiches & dans les Gazettes: J'ai cru cette maniere d'agir plus convenable à mon ſexe & à ma naiſſance; mais il me paroît neceſſaire pour l'utilité du Public d'en faire ici plus amplement l'expoſition, & de répondre aux objections qu'on y a faites. Je commencerai par celui de la

Goute, comme étant le plus considerable & le plus difficile à persuader.

REMEDE,

Pour la Goute, Rhumatismes, Sciatique, &c.

LOrsque j'ai mis dans mes Affiches le Remede de la Goute, j'ai prévû tout ce qui est arrivé, c'est-à-dire que le Public, & sur tout les Grands, prévenus sans raison, qu'il n'y a point de remede pour ce mal, traiteroient le remede de pure Charlatannerie, & ne croiroient pas que quand même il y en auroit un, il dût partir de la main d'une Femme, qui selon les attributs de son

Sexe ne doit avoir à leur avis pour tout partage, que la foiblesse & l'ignorance. Mais sans m'amuser à la deffense de mon Sexe, cherchons à deffendre le remede, & voyons quels sont les sentimens du Public à son sujet.

Les uns disent, il n'y a point de remede pour la Goute.

Les autres disent, on peut guérir de la Goute, mais le remede cause la mort.

D'autres disent, on n'en guérit point radicalement.

Enfin les derniers disent, que si j'avois le secret de guérir de la Goute, j'aurois cent mille livres de rente.

Ces quatre raisonnemens sont tous aussi faux les uns que les autres, je vais le prouver.

Pour répondre aux premiers, qui disent qu'il n'y a point de remede pour la Goute ; je leur demande sur quel fondement ils appuyent leur opinion est-ce sur ce qu'il n'y en a point eû jusqu'à present : Les Histoires nous fournissent quelques exemples du contraire. Mais quand même on n'auroit point connu de remede pour la Goute jusqu'ici , s'ensuit-il pour cela qu'il n'y en ait point? La consequence n'est pas juste, & ceux qui raisonnent ainsi font tort à leur jugement. Avant le Quinquina on ne connoissoit point de Specifique pour la Fiévre : Avant l'Ypecacuana on ne connoissoit point de Specifique pour la Dissenterie : Ces remedes sont venus;

pourquoi ne veut-on pas que le Remede de la goute vienne à son tour ? La Medecine comprend en elle-même les Remedes de toutes les Maladies ; si quelques unes passent pour incurables, ce n'est pas la faute de la Medecine.

Je conviens que dans les choses extraordinaires un homme sensé ne doit pas croire legerement, mais aussi quand la chose est possible, un homme sensé ne doit pas decider contre ; le parti le plus judicieux qu'il puisse prendre c'est de douter ; & dans ce doute, un Gouteux enseveli dans les affreuses douleurs de la Goute, raisonne-t'il sensément en refusant de prendre un Remede qui peut-être le guérira.

Il me dira qu'il en prendroit volontiers s'il étoit persuadé qu'en cas que le Remede ne lui fit pas du bien, du moins il ne lui fit pas du mal.

Je lui réponds à cela que j'en prendrai devant lui la premiere, moi qui me porte bien, & qui n'ai point envie de me faire de mal; que si il doute de sa guérison, qu'il prenne dans sa maison quelqu'un qui soit attaqué du même mal, je le guérirai devant lui en huit jours.

Ce que je viens de dire suffit pour répondre à la premiere Objection; passons à la seconde, qui est qu'on peut guérir de la Goute, mais que le Remede cause la mort.

Ceux qui font cette Objection, ou n'ont pas voulu lire mes Affiches, ou ſi ils les ont lûs, ils doivent convenir qu'ils n'entendent rien en Medecine: Je mets dans mes Affiches que ce Remede évacuë l'humeur qui cauſe la Goute, par tranſpiration, par les urines & quelques fois par les ſcelles: Si le Remede fixoit ou arrêtoit l'humeur de la Goute, il pourroit être dangereux & cauſer la mort; mais un Remede qui évacuë l'humeur qui cauſe une maladie, ne peut jamais être que trés-ſalutaire, & c'eſt le vrai & ſûr moyen de la guérir.

Il eſt aiſé de voir que cette Objection ſe détruit d'elle-même; cependant les Gouteux fondez ſur ce raiſonnement, pour éviter une mort imaginaire en acceptent une necessaire, car on les voit presque tous mourir d'une Goute remontée, les uns plûtôt les autres plus tard, aprés avoir souffert des maux incroïables.

La troisiéme Objection est, qu'on ne guérit point radicalement de la Goute.

Je demande à ceux qui font cette Objection ce qu'ils entendent par guérir radicalement, car avant que de répondre il faut convenir des termes, si ils entendent mettre dans le corps une incapacité de pouvoir jamais retomber dans le même mal, ce raisonnement est absurde; sur ce pied-là nous n'aurions dans la Medecine aucun Remede qui put guérir radicalement:

Le Quinquina & l'Ypecacuana qui sont deux des plus sûrs Remedes que nous ayons, ne mettent pas dans le corps une incapacité de pouvoir retomber dans la Fiévre & dans la Dissenterie.

Ce qu'on doit entendre par guérir radicalement, c'est détruire l'humeur qui cause une Maladie.

Il y a des Gouteux par nature, il y en a par accident : Je guérirai les uns & les autres ; mais le temperemment des premiers étant fait pour former l'humeur qui cause la Goute, je ne réponds pas qu'aprés avoir détruit l'humeur formée, leur temperemment dans quatre ans, six ans, plus ou moins, n'en reforme d'autres ; auquel cas en ſe ſervant du Remede ils ſe guériront comme la premiere fois: Pour ce qui eſt de ceux qui ont la Goute par accident, quand je les aurai guéri une fois, la Goute ne reviendra plus; que ſi par extraordinaire on en reſſentoit dans la ſuite quelque attaque, outre qu'elle ſeroit trés legere, c'eſt que le Remede l'emporteroit en peu de jours, & on n'en reſſentiroit plus aucune atteinte, je ſuppoſe d'ailleurs que celui qui auroit été guéri viveroit de maniere à ne pas donner lieu au même accident.

Les Gouteux par nature ſont rares, ils le ſont preſque tous par accident; il y en a qui ſont tombez dans une eſpece de Ptiſie & qui ſont tout minez par la longue & ancienne residence de l'humeur ; j'avouë que je ne répondrois pas de guérir ceux-là, du moins je n'en ai point d'experience, je pourrois les soulager.

On peut ici me faire une question, sçavoir, si mon Remede est propre à la Goute froide ou à la chaude, ou si il est propre à toutes les deux.

Je sçai qu'on a donné deux principes differens à la Goute, on a prétendu que la chaude étoit causée par un sang extravasé & répandu sur les articles, & que la froide étoit causée par une humeur sereuse & pituiteuse qui tomboit du cerveau sur les articles; on a même disputé ces deux principes, sçavoir, si c'étoit le sang des veines ou celui des arteres qui causoit la Goute chaude, & de quelle nature étoit la pituite qui causoit la Goute froide, si elle venoit du cerveau ou de l'estomac.

Mais sans entrer plus avant dans ce détail, que je laisse aux habiles Medecins, je croi qu'il n'y a qu'un seul principe ordinaire de la goute, qui est la pituite; de quelque nature qu'elle soit & de quelque endroit qu'elle vienne, lorsque cette pituite vient à s'arêter aux jointures, il s'y forme avec le tems un dépôt qui cause inflammation, par la fermention des sels dont elle est chargée; c'est ce qui fait la Goute chaude; car il est démonstratif que tout dépôt même d'humeurs froides, cause inflammation: Mais quand même il y auroit une Goute chaude causée par l'extravasion du sang arterial, ce qui seroit trés-rare, mon Remede guériroit l'une & l'autre ; le sang des arteres étant rempli d'esprits, il transpireroit plus aisément que la pituite.

La quatriéme Objection est, que si je guérissois de la goute j'aurois cent mille livres de rente ; ainsi comme je n'ai pas cent mille livres de rente, donc je ne guéris pas de la goute ? Pour faire voir la futilité de cette proposition, je demande, si ce sont les cent mille livres de rente qui doivent produire le Remede de la goute, ou si c'est le Remede de la goute qui doit produire les cent mille livres de rente. Comme il n'y a point de doute que c'eſt le Remede de la goute qui doit produire cette ſomme, il ne peut la produire qu'avec le tems : Mais comment la produira-t'il, ſi le Public & ſur tout les Grands perſiſtent dans la prévention où ils ſont ſans fondement, qu'il n'y a point de Remede pour ce mal, & que je cherche à les tromper quand je leur dis que je les guérirai : Il vaudroit mieux pour moi que j'euſſe le ſecret de les perſuader que celui de les guérir ; en les perſuadant ſans les guérir j'aurois bien-tôt cent mille livres de rente, mais avec le ſecret de les guérir ſans pouvoir le leur perſuader je n'aurai jamais rien ; le Remede cependant n'en ſera pas moins bon ni moins ſpecifique.

Je ne puis m'empêcher de faire ici une réflexion ſur le malheur des Grands qui ſont attaquez de la Goute, outre les douleurs exceſſives qu'ils reſſentent dans leurs accez, ils ſont toute leur vie comme des Tantales, au milieu de l'abondance ſans pouvoir en profiter, ils n'oſent boire du vin, ils n'oſent pas même manger de choſes les plus indifferentes, ils ne vivent ordinairement que de laict, ils ſont toûjours dans l'attente d'un autre accés; ainſi on peut dire que leur eſperance n'eſt que douleur, & enfin la mort, qui eſt la derniere faveur que la goute leur accorde: On leur preſente un Remede aiſé à prendre, qui les guérira ſans les fatiguer, qui les mettra en état de vivre comme les autres hommes ; ils n'en veulent point, pendant qu'un Artiſan qui avec moins d'eſprit raiſonne plus juſte, s'en vient de bonne foi chercher le Remede pour voir ſi il ſe guérira, & il ſe guérit en effet.

Ceci devroit ſuffire pour convaincre les Antagoniſtes du remede de la Goute, mais de les perſuader c'eſt le grand œuvre.

Il me reſte preſentement à faire voir ce que c'eſt que le remede, & de quelle maniere on s'en doit ſervir.

Le Remede que je donne pour la Goute eſt une Eau,

composée de simples qu'il faut prendre interieurement; elle n'est point désagréable au goût, à l'odorat, ni à la vûe; la doze est depuis douze bouteilles jusqu'à vingt quatre, suivant la nature & l'ancienneté de la maladie; chaque bouteille contient environ pinte; il en faut boire deux bouteilles par jour ou trois si on le peut; on ne risque rien en le faisant; on guérira même plus vîte; on peut la boire en tout tems, le matin, l'aprés midi, pendant le repas; il ne faut rien boire autre chose; il faut pendant le tems qu'on en boit ne manger que de la viande rotie, point de soupe ni de boüillon; au bout de trois jours ordinairement les douleurs de la goute ſont paſſées, j'entends auſſi celles des Rhumatiſmes & de la Sciatique ; il faut cependant continuer de boire la doze ſuffiſante: Il ne faut aucune préparation avant ſon uſage, à moins qu'on eût le ventre reſerré, auquel cas on prendroit un lavement pour le débaraſſer; mais immediatement aprés avoir ceſſé de prendre ladite Eau, il faut ſe purger avec une Medecine legère.

Cette Eau guérit la Goute, les Rhumatiſmes inveterez & la Sciatique, en évacuant doucement, par tranſpiration, par les urines & quelques fois par les ſcelles, l'humeur qui cauſe leſdites Maladies.

Elle eſt encore propre aux

perſonnes languiſſantes & dégoutées parce qu'elle purifie le ſang, leve toutes les obſtructions, fortifie & donne de l'apétit, elle eſt propre à tout âge, à tout ſexe, & à tout temperemment. Ladite Eau ſe garde long-tems, & peut être tranſportée par tout ſans rien perdre de ſa vertu.

Le prix de chaque bouteille eſt, trois livres, non compris les caraffes.

J'avertis ceux qui auront beſoin de mes Remedes de ne rien prendre comme venant de moi, qu'ils ne l'ayent pris chez moi même, ou qu'ils n'y ayent envoyé des gens trés-fidels: Je dis ceci tant pour le Remede de la goute, que pour mes autres Remedes.

EAU,

Pour les Dartres vives, &c.

J'Ai guéri un ſi grand nombre de Dartres, à la Cour, à Paris, dans les Provinces & dans les Pays Etrangers, qu'il ſemble que ce remede devroit être aſſez bien établi pour n'avoir pas beſoin de défenſe; cependant comme il y a encore des gens qui ſe perſuadent qu'on ne peut guérir les Dartres ſans cauſer la mort: Il eſt bon de lever ici leur ſcrupule.

Le remede dont je me ſers eſt exterieur; c'eſt une Eau claire qui devient blanche en la remuant; quand on s'en ſert elle cauſe une legere cuiſſon.

On en met un peu dans une fayance, & on en frotte les Dartres le matin & le ſoir avec un petit linge blanc, juſqu'à ce qu'elles ſoient entierement guéries : ſi elles ſont au viſage, il faut prendre garde en les frottant que l'Eau n'entre dans les yeux.

Cette Eau guérit les Dartres vives & farineuſes & les boutons, en faiſant ſortir l'humeur qui forme la Dartre.

Il eſt aiſé de s'appercevoir de ſon effet, car aprés s'en être ſervi deux ou trois fois, la Dartre paroît plus grande qu'elle n'étoit, l'humeur qui ſort ſe forme en croutes, qui tombent en ſe ſéchant, & en continuant ſon uſage, il vient d'autres croutes qui tombent comme les premieres, ce qui eſt réiteré juſqu'à ce que toute l'humeur qui forme la Dartre ſoit ſortie, & la peau reſte blanche & nette comme dans les autres parties du corps.

La maniere dont ce remede agit, doit détromper ceux qui craignent de mourir en s'en ſervant, leur opinion ſeroit plus juſte ſi le remede faiſoit rentrer l'humeur qui forme la Dartre; mais comme il la fait ſortir, tout le ſcrupule eſt levé.

Il ne faut aucune préparation ni avant, ni aprés, ni pendant l'uſage de ce remede, il ne faut ſimplement que s'en ſervir & on guérira.

Il ne faut point ſe ſervir de pomade ni d'huile pour guérir

les Dartres, ces ſortes de drogues bouchent les pôres de la peau par leurs parties rameuſes, & empêchent l'humeur de ſortir.

Il y a pluſieurs perſonnes qui négligent de faire guérir leurs Dartres, parce qu'elles ne ſont point en des endroits viſibles, qu'elles ne leur font point de mal, & que d'ailleurs ils ſe portent bien; il eſt bon cependant de les avertir que les Dartres ne demeurent jamais en même état, ou elles s'agrandiſſent exterieurement, ou elles s'approfondiſſent, ce qui eſt d'une trés-pernicieuſe conſequence, & ſi elles ne leur font point de mal preſentement, elles leur en feront quelque jour un, auquel il ſera difficile de remedier.

L'Eau pour les Dartres ſe garde tant que l'on veut, & peut être tranſportée par tout. Les bouteilles ſont de trois livres & de ſix livres, le prix eſt ſur chaque bouteille.

BAUME,

Pour les Maux de Dents; &c.

L'Eloge que le feu Roi Louis XIV. de glorieuſe memoire a bien voulu faire de ce remede, aprés en avoir vû pluſieurs experiences, devroit lui ſervir d'Apologie ; mais comme on oublie tout, & qu'il pourroit être confondu dans la foule des autres remedes qu'on donne au Public pour le même mal, il eſt bon de le mettre ici en ſon jour, pour le diſtinguer, & pour refuter l'opinion de ceux qui croyent qu'on ne peut guérir les Maux de Dents, ſur tout quand elles ſont gâtées.

Ce Baume eſt liquide, noir, épais, inciſif, pénetrant, & d'une odeur forte.

Pour s'en ſervir, on met un peu de cotton au bout d'un curedent, on imbibe ce cotton avec le Baume, & on l'introduit dans le trou de la Dent gâtée, il faut laiſſer pendant quelques minutes ce cotton dans la dent, afin de donner le tems au Baume d'agir, enſuite on le retire & on en met d'autre imbibé dudit Baume, ce qu'il faut réiterer juſqu'à ce que la douleur ſoit entierement paſſée.

Si la premiere fois qu'on aura introduit ledit Baume dans le trou de la dent gâtée la douleur ceſſe tout à coup, comme il arrive trés-ſouvent, il faut encore en remettre pluſieurs fois, autrement la douleur pourroit revenir.

Si la dent qui fait mal n'eſt point gâtée, il faut mettre le cotton imbibé du Baume entre cette dent & la dent voiſine, & faire comme j'ai dit cy-deſſus.

Il faut de l'adreſſe & de la patience pour ſe ſervir de ce remede, de-là dépend la gueriſon, car non ſeulement il faut mettre le cotton dans le trou de la dent gâtée & ne pas ſe tromper en le mettant ailleurs, mais encore il faut proportionner le cotton au trou de la dent; si le cotton est trop gros, en le comprimant pour le faire entrer, le Baume en sortira & ne fera nul effet, il ne faut pas aussi se rebuter, la patience que j'exige n'est pas bien grande, puisqu'il ne s'agit que d'un bon quart d'heure ou tout au plus une petite demi-heure.

Ce remede est immanquable, & si il n'a pas réussi parfaitement sur quelqu'un, ce que j'ignore, il ne doit s'en prendre qu'à son impatience, ou au mauvais usage qu'il en a fait.

Ce Baume guérit les Maux de Dents, parce qu'il tuë le petit ver qui s'y rencontre, il attenuë la sérosité qui picotte le nerf & qui cauſe la douleur, & il enduit ſi bien ce même nerf par ſa glutinoſité, que l'air n'y peut plus faire aucune impreſſion, il nétoye les dents carriées de leur ſanie & en ôte toute la mauvaiſe odeur.

Par ſa qualité déterſive & aſtringente, il rafermit les Dents, guérit les Ulceres ou petits Chancres qui viennent aux gencives & diſſipe l'humeur ſcorbutique : Il faut en ce cas mêler environ deux tiers du Baume avec un tiers de miel roſat & en frotter les parties affectées le matin & le ſoir juſqu'à l'entiere guériſon.

Ce Baume ſe garde tant que l'on veut, & peut être tranſporté par tout, les bouteilles ſont de trois livres & de ſix livrés, le prix est sur chaque bouteille.

J'ai des Boutons composez pour les fluxions de la tête qui tombent sur les dents, on met le milieu dudit Bouton sur les dents qui font mal & on le soutient avec les dents de la machoire inferieure, si le mal est aux dents d'enhaut, ou avec les dents de la machoire superieure, si le mal est aux dents d'enbas; il faut pencher la tête du côté où est le mal & où on a mis le Bouton, pour laisser couler des eaux qui sortent de la bouche, il faut laisser ledit Bouton jusqu'à ce que le mal soit passé.

Ce Bouton guérit les fluxions de la tête qui tombent sur les dents, parce qu'il attire les eaux qui causent la fluxion.

Ledit Bouton se garde tant que l'on veut, & peut être transporté par tout. Le prix de chaque Bouton est quinze sols.

Je donne une poudre qui blanchit les dents, je n'aurois pas parlé ici de cette Poudre, l'estimant un trop petit objet pour tenir place avec des Remedes, si on ne se servoit souvent pour les nétoyer de quantité de mauvaises choses qui déchaussent les dents & en emportent l'émail & qui même les noircissent à la longue; de sorte que regardant en quelque façon cette Poudre comme la suite du Remede, je la mets ici pour obvier à tous les accidens qui peuvent arriver aux dents.

Elle est rougeâtre, quand on

veut s'en ſervir, il faut moüiller le coin d'un linge blanc, ou ſi on veut le bout du doigt, prendre de la Poudre avec le linge ou le doigt mouillé, & en frotter les dents juſqu'à ce qu'elles ſoient nettes.

Cette Poudre les nétoye & les blanchit ſans leur faire aucun tort. Elle ſe garde tant que l'on veut, & peut être tranſportée par tout.

Les paquets ſont de dix ſols & vingt ſols, le prix eſt ſur chaque paquet.

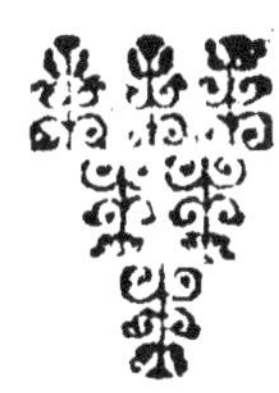

BAUME UNIVERSEL.

COmme il court dans le monde des Baumes ſous le nom de Baume d'Innocent XI. de Baume rouge, de Baume divin, de Baume du Commandeur & ſous d'autres noms, je prie le Public de ne pas confondre avec ces Baumes celui dont je vais parler, quoiqu'ils ayent quelque reſſemblance avec lui; il ſera facile d'en faire la difference, quand on voudra ſans prévention l'examiner de prés & en faire les épreuves.

La recette deſdits Baumes eſt entre les mains de pluſieurs Particuliers qui ſouvent les font eux-mêmes & qui les estiment de grands secrets; ces recettes sont trés-informes, & la pluspart de ceux qui font ces Baumes ignorent le point de rectification où doit être le menstruë ou dissolvant, ils ne connoissent point la nature & la qualité des drogues qui y entrent, leurs justes dozes, ni la maniere de les faire, & le degré de chaleur qu'il leur faut.

Toutes les drogues qui composent ces Baumes sont si pleines d'esprits qu'elles sont trés-difficiles à menager, il est dangereux de ne pas faire une suffisante exaltation des esprits, il est encore plus dangereux d'en faire une trop grande évaporation.

Ce que ces Particuliers ignorent encore, c'eſt la principale drogue qui fait le ſpecifique du Baume univerſel, qui lui fait poſſeder plus ſûrement, plus efficacement, & à un point plus éminent, les vertus qu'on attribuë aux autres.

La critique ni l'amour propre n'ont point de part à ce que je viens de dire, je n'ai pas prétendu en impoſer au Public pour faire valoir mon Baume, il eſt démonſtratif que je n'ai rien dit que de veritable, & il ſeroit fâcheux que ceux qui comptent ſur les leurs ſe trouvaſſent trompez dans quelque occaſion importante.

Le Baume univerſel eſt liquide, de couleur rouge, & d'une odeur ſi délicieuſe qu'elle remplit toute la capacité de l'odorat; l'utile s'y rencontre encore plus que l'agréable, il eſt ſouverain pour l'interieur & pour l'exterieur.

Pris interieurement, c'eſt un puiſſant remede pour l'Apoplexie, Paraliſie & Létargie; car ces maladies étant cauſées par des obſtructions qui empêchent le cours des eſprits dans le cerveau, ce Baume qui eſt trés-ſpiritueux, rarefie les viſcoſitez qui les embaraſſent & ranimant la vigueur des eſprits il les met en état de faire leurs fonctions comme auparavant.

Dans ces maladies, il faut faire avaler dudit Baume à la perſonne attaquée plein une cuillier à caffé, & même réiterer s'il eſt beſoin, il faut lui en frotter le nez, les tempes, la ſuture de la tête, les oreilles & même y en faire entrer quelques gouttes.

Il eſt trés-bon pour rétablir les parties nobles quand elles ſont attaquées, parce qu'il les rafermit & les conſolide en les dégageant de tout ce qui peut leur nuire; il eſt bon pour les vertiges, les palpitations, & pour les foibleſſes d'eſtomac cauſées par des flegmes, parce qu'il fortifie le cerveau, le cœur & l'eſtomac, en attenuant la pituite trop épaiſſe, & en rarefiant le ſang.

Dans ces maladies, la doze eſt une cuillerée à caffé dans du vin ou du boüillon qu'il faut prendre le matin à jeun, deux fois la ſemaine juſqu'à l'entiere guériſon.

En en prenant la même doze, il répare les forces abbatuës, car il vivifie & multiplie les eſprits.

Pour les coliques, il en faut prendre une cuillerée à caffé dans du vin, & même réïterer s'il étoit neceſſaire.

C'eſt un excellent préſervatif contre la peſte, la petite verole & toutes les maladies épidemiques, parce qu'il reſiſte au venin & à la malignité des humeurs, il en faut prendre douze gouttes dans une cuillerée de vin blanc.

Il en faut prendre la même doze, quand on a des maux de cœur & qu'on ſe ſent dégouté & abbatu.

Il ôte la mauvaiſe haleine en

chaſſant

chaſſant la corruption de l'eſtomac qui en eſt la ſource, on
en prend le matin à jeun huit
gouttes dans une cuillerée de
vin.

On peut ſe ſervir de ce Baume en tout temps & à toute heure, ſeul, ou dans quelque liqueur appropriée, ſuivant le beſoin qu'on en peut avoir; il ne peut jamais faire de mal, & ſon operation eſt ſi douce qu'on ne s'apperçoit de ſes effets que par le bien qu'on en reſſent.

Quant à l'exterieur, c'eſt le meilleur topique qu'il y ait pour la Goute, car il fortifie les nerfs & les jointures, amolit les duretez, reſout les tumeurs, en ouvrant les pores & donnant iſſue aux humeurs les plus ſubtiles pour ſortir, mais encore en fondant les groſſieres pour qu'elles puiſſent être enlevées prr le mouvement du ſang : il en faut frotter les parties affectées le matin & le ſoir, & y laiſſer une compreſſe imbibée dudit Baume.

Il eſt excellent pour les contuſions, brûlures, coupures, morſures de chien ou de quelque autre animal, en détergeant & conſolidant les chairs & en les préſervant de cangréne : Si le mal eſt leger, il faut ſimplement en frotter la partie attaquée ; & ſi le mal eſt plus conſiderable, il faut y laiſſer une compreſſe imbibée dudit Baume.

Il eſt bon pour les broüiſſemens & tintemens d'oreille,

en introduiſant dans l'oreille un petit cotton imbibé du même Baume.

Il guérit les maux de tête, en s'en frottant le nez, les tempes & le front.

Il ôte la mauvaiſe odeur de la bouche cauſée par la putrefaction des dents, en les frottant avec un peu de cotton imbibé du Baume, & même il ſoulage les maux de dents.

Son odeur ſeule rappelle les eſprits, & fortifie le cœur & le cerveau.

Voila en partie les vertus du Baume univerſel; car ſi il falloit les dire toutes, elles rempliroient un volume.

Les Baumes liquides ſont préferables à ceux qui ſont en conſiſtance d'extrait, parce que leurs principes étant beaucoup plus actifs & leurs esprits plus détachez, ils agissent plus surement & plus promptement que les autres.

Le Baume universel se garde tant que l'on veut, & peut être transporté par tout, il faut avoir soin de le boucher exactement de peur qu'il ne s'évapore.

Les bouteilles dudit Baume contiennent une once; elles sont de six livres; le prix est sur les bouteilles.

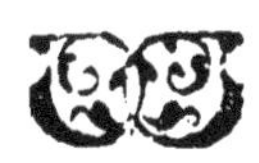

EAU,

Pour les Yeux.

CEtte Eau eſt ſouveraine pour nétoyer les yeux remplis de chaſſie, pour les inflammations, cataractes, tayes naiſſantes, grains de petite verole & fiſtule lacrimale.

Elle guérit toutes les maladies ſuſdites, par ſa qualité déterſive, aſtringente, attenuante & reſolutive ; le Public la diſtinguera par ſes bons effets. Elle cauſe une petite cuiſſon & ſemble même rendre l'inflammation plus grande, mais il ne faut pas s'en étonner, car en cela même elle fait du bien & guérit en huit ou dix jours &

quelque fois en cinq ou ſix jours, ſuivant la nature du mal. Elle éclaircit & fortifie la vûe.

Quand on veut s'en ſervir, il faut être renverſé & en mettre avec le bout du doigt quelques gouttes dans le coin de l'œil prés du nez, le matin & le ſoir. Il faut bien remuer l'eau toutes les fois qu'on s'en ſert, autrement elle ne réuſſiroit pas.

Lorſqu'il s'agit d'une fiſtule lacrimale, il ſeroit à propos de laiſſer pendant la nuit ſur le coin de l'œil une petite compreſſe imbibée de ladite Eau.

Cette Eau & le Baume univerſel dont j'ai parlé, ne ſont point dans mes affiches, parce qu'il ſeroit impoſſible de faientrer ces deux Remedes dans un ſi petit eſpace.

L'Eau pour les yeux se garde tant que l'on veut, & peut être transportée par tout.

Les bouteilles sont de dix sols & vingt sols ; le prix est sur chaque bouteille.

CONCLUSION.

LA bonté des Remedes dont je viens de parler, m'a obligée de faire cette petite dissertation pour les faire bien connoître, autant pour l'interest du Public, que pour le mien particulier ; je voudrois estre assez riche pour en faire present au Public : mais comme ces secrets sont presque le seul bien qui me reste du débris d'une fortune assez passable, il eſt juſte que j'en retire quelque utilité.

Le prix modique auquel je les ai mis ne doit pas les rendre mépriſables, je l'ai fait afin que tout le monde en puiſſe profiter.

Je ne ſuis point aſſez vaine pour dire que j'ai inventé mes ſecrets, l'Inventeur eſt mort il y a prés de deux ſiécles & n'a jamais mis le pied en France, mais quoique je ne les aye pas inventé ils n'en ſont pas moins ſecrets, on ne les trouvera dans aucun livre, & l'Inventeur ne les a imprimé dans aucune Langue.

On dira peut-être que quoique les ſecrets ſoient bons ils ſont mal tombez d'eſtre entre les mains d'une femme qui

n'ayant

n'ayant pas la capacité de l'Inventeur peut en faire un mauvais usage, en gâtant ses compositions, & les donnant à tort & à travers sans examiner les temperamens, ni la portée des drogues qui composent ses Remedes.

Je réponds à cela, que quoique ma capacité ne soit pas fort étenduë, elle est suffisante pour faire ce que je fais : Je me suis instruite par la Botanique à connoître les Simples dont je me sers; la Chimie m'a appris la maniere d'en séparer les principes, & à connoître ceux qui y dominent : J'ai même poussé plus loin mes recherches; j'ai voulu sçavoir l'usage qu'on faisoit des mêmes ſimples par la Galenique, & j'ai examiné avec ſoin les Livres que nous ont laiſſé le grands Medecins, pour voir le but qu'ils ſe propoſoient dans l'uſage de ces Drogues; de ſorte que je puis dire que j'en connois toute l'étendue, & que mes compoſitions ſont faites dans toute la régularité de l'Art.

J'avoue que je dois infiniment à Meſſieurs les Medecins de la Faculté de Paris, tant pour avoir approuvez mes Remedes, que pour les inſtructions que quelques uns d'entre eux ont bien voulu me donner; ils ont éclairci mes doutes, & ils m'ont enſeigné le chemin que je devois ſuivre:

Je ſuis ravie de trouver ici l'occaſion de leur donner ce témoignage public de ma reconnoiſſance.

On ſera peut-être ſurpris de ne pas trovver ici les noms de quelques uns de ceux qui ont été guéri par mes Remedes, comme on fait ordinairement en pareille occaſion, mais j'ai cru que le nom des petits feroit trop peu d'impreſſion, & que les Grands ne ſeroient pas bien aiſe d'y voir le leur.

Il y a quelques redittes dans ce petit Ouvrage que j'ai cru neceſſaires pour l'intelligence du ſujet; & ſi le Lecteur y trouve quelque faute, ſoit pour la pureté du ſtile ou la conſtruction des phraſes, je le prie de conſiderer que je me ſuis plus attachée à la matiere qu'à la forme.

FIN.

Mademoiſelle DE REZÉ *demeure à Paris, ruë de la Comedie Françoiſe: On la trouve tous les jours depuis dix heures du matin, excepté le Dimanche ſeul: Il y a une Affiche au deſſus de la porte.*

APPROBATION

De Monsieur Andry, Conseiller, Lecteur & Professeur Royal, Docteur Regent de la Faculté de Medecine de Paris, & Censeur Royal des Livres.

J'Ai examiné cette Dissertation Apologétique des Remedes mis au jour par Mademoiselle de Rezé, &c. & je certifie à Monseigneur le Garde des Sceaux qui m'a donné ordre de la lire, que je l'ai trouvée fort sensée & fort raisonnable.

Fait à Paris ce neuviéme Mais 1719.

ANDRY.

PRIVILEGE DU ROY.

LOUIS, par la grace de Dieu, Roi de France & de Navarre; A nos amez & feaux Conseillers les gens tenans nos Cours de Parlement, Maistres des Requestes ordinaires de nostre Hostel, Grand Conseil, Prevost de Paris, Baillifs, Senéchaux, leurs Lieutenans Civils, & autres nos Justiciers qu'il appartiendra, SALUT. Nostre bien amée Mademoiselle

DE REZÉ, Nous ayant fait supplier de lui accorder nos Lettres de permission pour l'impression d'un Livre qui a pour titre, *Dissertation Apologétique des Remedes mis au jour par ladite Damoiselle de Rezé*, Nous lui avons permis & permettons par ces Presentes, de faire imprimer ledit Livre en telle forme, marge, caracteres & autant de fois que bon lui semblera & de le vendre, faire vendre & debiter par tout nostre Royaume pendant le temps de trois années consecutives à compter du jour de la datte desdites Presentes; Faisons deffenses à tous Libraires, Imprimeurs, & autres personnes de quelque qualité & condition qu'elles soient d'en introduire d'impressions étrangeres dans aucun lieu de nôtre obéïssance; à la charge que ces Presentes seront enregistrées tout au long sur le Registre de la Communauté des Libraires & Imprimeurs de Paris, & ce dans trois mois de la datte d'icelles, que l'impression dudit Livre sera faite dans nostre Royaume & non ailleurs, en bon papier & en beaux caracteres conformement aux Reglemens de la Librairie; & qu'avant que de l'exposer en vente, le manuscrit ou imprimé qui aura servi de copie pour l'impression dudit Livre sera remis dans le même état où l'Approbation y aura été donnée, és mains de nostre trés-cher

& feal Chevalier Garde des Sceaux de France le sieur de Voyer de Paulmy Marquis d'Argenson, & qu'il en sera ensuite remis deux Exemplaires dans nostre Bibliotheque publique, un dans celle de nostre Chasteau du Louvre & un dans celle de nostre trés cher & feal Chevalier Garde des Sceaux de France le sieur de Voyer de Paulmy, Marquis d'Argenson; le tout à peine de nullité des Présentes, du contenu desquelles vous mandons & enjoignons de faire joüir l'Exposante ou ses ayans causes pleinement & paisiblement sans souffrir qu'il leur soit fait aucun trouble ou empêchement : Voulons qu'à la copie desdites Presentes qui sera imprimée tout au long au commencement ou à la fin dudit Livre foi soit ajoûtée comme à l'Original; Commandons au premier nostre Huissier ou Sergent de faire pour l'execution d'icelles tous Actes requis & necessaires, sans demander autre permission & nonobstant clameur de Haro, Charte Normande & Lettres à ce contraires : Car tel est nostre plaisir. DONNE' à Paris le quinziéme jour du mois de Mars l'an de grace mil sept cent dix-neuf & de nôtre Regne le quatriéme.

Par le Roi en son Conseil,

NOBLET.

Registré sur le Registre n°. 4. *de la Communauté des Libraires & Imprimeurs de Paris, page* 452. n°. 496. *conformement aux Reglemens & notamment à l'Arrest du Conseil du* 13. *Aoust* 1703. *A Paris le* 24. *Mars* 1719.

DELAULNE, Syndic.

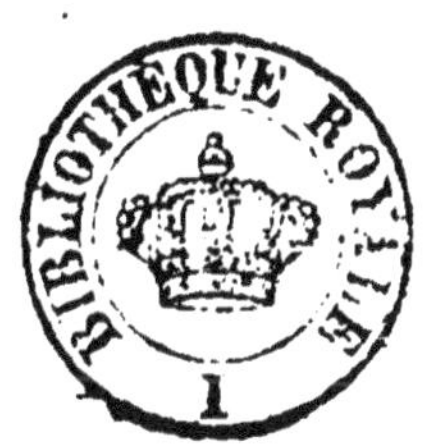

www.ingramcontent.com/pod-product-compliance
Ingram Content Group UK Ltd.
Pitfield, Milton Keynes, MK11 3LW, UK
UKHW021014180726
13838UKWH00004B/1541

9 782329 381930